AF143907

Bon, si je compte bien je suis à J - 99 avant de prendre une retraite A TAUX PLEIN !

Beaucoup de mes collègues me disent déjà "bienvenue au club". Il va falloir prévenir l'URSSAF, la CIPAV, le RSI, le centre des Impôts (non pas lui...), et retrouver les différents employeurs chez qui j'ai travaillé avant de me mettre à mon compte. En free lance ! Aussi il ne faut pas oublier l'emploi (salarié) en Grande Bretagne.

J'ai déjà fait établir mon "relevé de carrière" ! mais rien n'est indiqué pour cette année passée outre-Manche.

Bon, pour commencer, bien lire les imprimés de la CIPAV : s'il manque quoi que ce soit, ma demande de retraite sera ajournée....

J - 98 Je n'ai pas avancé.
Par quoi commencer ? il va bien falloir se décider. Commencer les démarches et y penser le 24 décembre, c'est nul : il faut que je prépare les repas , les chambres pour les enfants qui viennent passer Noël.

J'ai bien réglé la nouvelle taxe "professionnelle", celle qu'on a supprimée (?) , mais il reste encore quelque chose à régler. Et ça, c'est fait électroniquement... pas de papiers, directement, le montant est prélevé sur mon compte. Par contre un impôt (taxe d'habitation je crois) n'a jamais été débité... le tout en ligne a des faiblesses.

10 janvier 2016 (J - 81)

Beaucoup de bonnes (?) résolutions pour la semaine qui vient : reprendre contact avec le bureau de la Sécurité Sociale afin de régler tout ce qui concerne la retraite dans le "Régime Général". La Grande Bretagne n'a pas encore répondu à ma demande : un an de travail dans le Nord de l'Angleterre. C'est le bureau CARSAT local qui doit s'occuper des démarches. Normalement les anglais demandent un relevé de compte bancaire pour effectuer un versement chaque mois.

18 janvier 2016 (J – 73)

J'avance. J'ai pu imprimer tous les papiers concernant la demande en Angleterre. Je leur ai passé un coup de fil mais personne n'a répondu. En fait je sais déjà la réponse à ma question : faut-il traduire l'acte de naissance et l'acte de mariage en anglais, (je crois que c'est oui, car j'ai déjà eu des demandes de clients en ce sens), mais ai-je le droit de les traduire MOI ? (à suivre..).

La demande de pension présentée en Grande Bretagne n'est ACCEPTEE que dans les 4 mois précédant l'arrêt de l'activité. Ils veulent aussi tous les actes de naissance des enfants, à traduire aussi.

Mon rendez-vous avec la CARSAT est prévu pour la semaine prochaine. Aujourd'hui, j'ai pu demander mon extrait d'acte de naissance en trois exemplaires et l'acte de mariage. Très simple et gratuit quand on fait la demande par internet à « monservicepublic.fr ». Mais il y avait des pièges, car beaucoup de sites sont payants, et ne vous lâchent pas : 30 € par certificat ! En l'espace de cinq secondes j'ai reçu plusieurs messages du style :

Bonjour,
Afin de finaliser votre demande d'Acte de Naissance, veuillez cliquer sur le lien suivant :
https://acte-naissance.administreo.com
Obtenez votre Acte de Naissance en quelques clics grâce à l'assistance multi-démarches du portail Administreo.
Bien cordialement,
L'équipe Legaleos

Bonjour, Je suis Caroline, responsable administrative du site Formalite Acte de Naissance.
*Vous avez commencé une **demande d'acte de naissance** concernant :*
......

*Nous avons conservé cette dernière pour vous permettre de la **finaliser avec facilité**, en cliquant ici : Ma demande N°15107820Attention vos données seront définitivement supprimées dans 48h.Mon équipe et moi-même restons à votre disposition, par téléphone et par mail, pour vous assister dans chaque étape de votre démarche ...*

Bien cordialement,
Caroline

Et d'autres encore….

Pour la CIPAV, je ne veux pas perdre de temps, et je leur écris un courrier en recommandé avec AR, pour leur dire que j'arrête mon activité le 31 mars 2016. Normalement ils doivent compter le trimestre en entier. Le problème avec la

CIPAV, c'est qu'ils veulent être avertis de l'arrêt de l'activité dans les trois mois précédant la demande de retraite. Mais ils ne considèrent le dossier que s'ils ont tous les documents, et parmi ceux-ci, le récépissé de l'URSSAF sur l'arrêt de l'activité qui n'est délivré que dans les trente jours précédant l'arrêt du travail.

Donc si j'arrête le 31 mars, le justificatif de l'URSSAF ne sera en ligne que le 1er mars ou le 29 février... (à suivre). Je me suis déjà mise à la faute en cochant sur leur site, sans enregistrer, juste pour voir, et j'ai mis le 31 janvier 2016 pour l'arrêt de l'activité et patatras impossible d'effacer les dates. Il va falloir que je passe à leurs bureaux ... ou alors par téléphone, mais j'en doute.

19 janvier (J – 72)

J'écris en Grande Bretagne :

NI Number: YY419762A

Dear Sir, Dear Madam,

I have been in contact with Mr D.D. Clews a few years ago, from the Centre for Non-Residents, and will send you my pension claim in a few days. I have read all the information and understood that you need all birth certificates, of myself, my husband, and my children.

Also marriage certificate.

As those are issued in French, I presume you would like them translated. As I work in France as an official translator "sworn interpreter and translator" to the Court of Appeal of XXX, recommended by the British Embassy, I would like to know if you would accept those certificates which concern me translated by myself ?
Thank you for answering.
Regards

On me répond dans la journée :

Dear xxx,

Thank you for contacting the DWP Online Helpdesk.

Unfortunately the DWP Online Helpdesk is unable to provide you with the information you have requested.

We would suggest that you contact the International Pension Centre directly. Their contact details can be found on the following link:

https://www.gov.uk/state-pension-if-you-retire-abroad

Thank You
DWP Online Helpdesk

Do not reply to this email unless you are directed to do so as we will not be able to respond. Please use the 'Contact Us' facility if you have any further issues or to report this email as suspicious.

Numbers are as follows:
English - 0345 604 3349
Welsh - 0345 604 3412
Text - 0345 604 0523

Email:
DWPONLINE.HELPDESK@DWP.GSI.GOV.UK
Opening times:
The helpdesk is open Monday to Friday from 8am to 6pm. (Lines are normally less busy between 8am and 9am).
The helpdesk is closed on all bank and public holidays.

Je transfère ma demande directement en ligne sur le site.

27 Janvier (J – 64) Grosse avancée : rendez-vous à la CARSAT où toutes les formalités sont faites en moins d'une demi-heure. C'est même ce bureau qui prend contact directement avec l'Angleterre ; je n'ai rien à faire pour le moment. Il faut maintenant que je contacte AGIRC et ARRCO, organismes qui règlent la retraite complémentaire. La démarche se fait par INTERNET au départ, et « l'organisme vous écrira ».

Bon tout ça c'est fait.
Retour sur le site URSSAF : rien à faire : impossible d'effacer mon erreur de date du 31 janvier 2016. Par contre ils devraient rejeter mon dossier après un mois si celui-ci n'est pas « validé ».

J'ai reçu le dossier CIPAV   par courrier à remplir UNIQUEMENT QUAND VOUS AVEZ TOUTES LES

PIECES. Donc pas avant d'avoir le justificatif de l'URSSAF ; ça me pousse à début mars.

29 janvier (J – 62) J'ai pris contact avec AGIRC et ARRCO et ai validé mon départ pour le 1er avril 2016 : c'est toujours le 1er du mois ! Je reçois une attestation : « vous pouvez demander votre retraite complémentaire à taux plein quel que soit votre nombre de trimestres d'assurance ». cool !

8 février (J – 52) AGIRC et ARRCO m'a (m'ont) envoyé le dossier que j'ai complété : il manque beaucoup d'informations. Je n'ai pas encore indiqué que j'ai été COSP (collaborateur occasionnel du service public). Il faut absolument que j'en parle. Je prends rendez-vous avec AGIRC et ARRCO pour le 7 mars ; je leur dirai à ce moment-là. En attendant ils vont m'envoyer aussi un dossier IRCANTEC ou quelque chose comme ça. Et là je me rends compte qu'il faut peut-être aussi prévenir le RSI directement… Je récupère le dossier sur Internet.

1er mars (J – 30) Aujourd'hui j'ai « validé » mon arrêt d'activité au 31 mars 2016. J'attends d'avoir le fameux récépissé de l'URSSAF pour continuer avec la CIPAV… Sinon pendant l'intervalle des vacances de février, pas de nouvelles, rien.

En l'espace d'une seconde, voici les deux messages reçus, suite à une validation en ligne des informations enregistrées. Lequel est le bon ?

CENTRE DE FORMALITES DES ENTREPRISES, le 1/3/2016, 18 heures 04   -=-=-=-=-=-=-=-=-
Vous avez valide votre dossier de radiation N°U6907I358355.
Nous vous rappelons vos identifiants d'accès, valable 30 jours sur le site https://www.cfe.urssaf.fr/saisiepl/ :
- Numéro de dossier : 358355
- Mot de passe : KTQLINOL

Pour que votre dossier soit pris en compte par votre Centre de Formalités des Entreprises, vous devez l'imprimer, le signer et le transmettre par courrier postal, accompagne d'une copie de pièce d'identité, à l'adresse suivante :

Centre de Formalités des Entreprises Professions Libérales
URSSAF Régionale de RHONE-ALPES - Centre de SAVOIE
TSA 40001
38046 GRENOBLE Cedex 9

Téléphone : 3957 (0,118E TTC/min)

Veuillez noter que votre Centre de Formalités des Entreprises doit impérativement recevoir votre dossier complet dans les 30 jours suivant la réception du présent mail. Passé ce délai, votre dossier ne sera pas pris en compte.

Pour toute demande d'information concernant votre dossier, veuillez vous adresser à votre Centre de Formalités des Entreprises.

****

*   Ce message a été généré automatiquement.
*   Toute réponse à ce message ne pourra être traitée.

Un second message, même heure, même minute !

CENTRE DE FORMALITES DES ENTREPRISES, le 1/3/2016,
18 heures 04   -=-=-=-=-=-=-=-=-=-

Vous avez débuté la validation de votre dossier de radiation
N°U6907I358355.

Si vous avez reçu un mail confirmant la validation définitive de votre
dossier, veuillez ne pas tenir compte du contenu de ce mail.

Dans le cas contraire, à ce stade, …..

OK c'est le premier qui est le bon ! Mais je peux essayer de poursuivre l'inscription en ligne ? On verra demain. C'est sûr qu'un envoi postal en recommandé de cette « déclaration de radiation » me dégagera de toute inquiétude. Des couacs dans les procédures informatisées… ? En plus il faut installer un autre logiciel. A suivre…

Votre version de java est trop ancienne. Veuillez télécharger une version supérieure
ou égale à 1.6. Pour vous mettre à jour allez sur le site : http://java.sun.com/

Un essai … trop compliqué en plus payant le « download » et que choisir … sinon on peut passer par le « cloud », mais trop de choix : on m'indique « Results 1 - 10 of 497 »….. !!! La bonne et vieille poste fera mieux l'affaire.

4 mars (J − 27)

Suite à l'envoi de la « déclaration de radiation », j'ai adressé mon dossier, pas tout à fait complet, à la CIPAV. Une bonne chose de faite !

Tout en préparant mon futur rendez-vous à la CICAS (retraite complémentaire) qui s'occupe des demandes de retraite ARRCO, AGIRC et IRCANTEC, je réalise que je n'ai que très peu de « feuilles de paie » pour les missions effectuées pour le Ministère de l'Intérieur. Il me faut des attestations (I1010). Aussitôt j'écris à Madame X avec qui j'ai toujours été en contact pour les missions d'éloignement ou autres.

« Bonjour Madame,

Dans le cadre de ma prochaine demande de retraite, il faudrait que je fournisse l'attestation (I1010) correspondant aux périodes de travail effectuées dans le service public.
Il m'est indiqué que vous pouvez télécharger l'imprimé directement sur le site Ircantec (www.ircantec.fr) et me le retourner dûment complété et signé.
En vous remerciant,
Bien cordialement »

On verra bien….

Très vite je reçois sa réponse :

« Madame X , bonjour,

Nous ne pouvons pas télécharger votre formulaire. Merci de nous le scanner et nous verrons ce que nous pouvons faire.

Cordialement »

Moi non plus, je n'arrive pas à télécharger cet imprimé : je le demanderai lundi lors du rendez-vous avec ARRCO, AGIRC et IRCANTEC.

En revanche je n'ai JAMAIS eu de feuilles de paie du Ministère de la Justice. Et je ne sais pas comment procéder : aucune cotisation sociale n'a jamais été versée pour la COSP que j'étais ! Je devrais ressortir le jugement du Conseil d'Etat du 14 novembre 2011 n° 334197 où il est précisé que l'Etat est entièrement responsable du défaut d'affiliation, et que « la prescription court à partir de la date de départ en retraite et non à partir de chaque date de non versement de cotisation ». Le rapport de la mission interministérielle sur les COSP de juillet 2014 fait bien la distinction entre l'expert qui réalise un acte déterminé à la demande de l'administration et le « vacataire » interprète qui est appelé de façon régulière. Mais le code de la sécurité sociale classe à l'article L. 622-5 TOUS les experts devant les tribunaux dans la catégorie des professions libérales, (comme moi !) et qui doivent en conséquence s'affilier au régime des indépendants.

C'est trop compliqué… J'ai bien indiqué au Président de l'UNETICA (Union Nationale des Traducteurs Interprètes près les Cours d'Appel), qu'il existe une jurisprudence et qu'il faut la ressortir. Il ne semble pas très concerné, il me dit même qu'il a tous ses trimestres, alors que pour moi ce n'est pas le cas : la CIPAV m'en a « mangé » une bonne vingtaine ! Et si la solution était ailleurs :

Je ressors l'analyse effectuée après l'arrêt du Conseil d'Etat n° 334197 : « **Résumé :** 18-04-02-04 La responsabilité pour faute de l'Etat est engagée à l'égard d'un agent public non titulaire, dès lors que l'Etat n'a pas satisfait à son obligation, dès la date de la prise de fonction de l'agent, d'assurer son immatriculation à la caisse primaire de sécurité sociale ainsi qu'à l'institution de retraite complémentaire des agents non titulaires de l'Etat et des collectivités publiques (IRCANTEC) et de verser les cotisations correspondantes. La créance dont se prévaut l'agent ne se rattache pas à chaque année au titre de laquelle les cotisations de sécurité sociale sont dues mais à l'année au cours de laquelle le préjudice est connu dans toute son étendue, c'est-à-dire celle au cours de laquelle l'intéressé cesse son activité et fait valoir ses droits à la retraite.

36-13-03 La responsabilité pour faute de l'Etat est engagée à l'égard d'un agent public non titulaire, dès lors que l'Etat n'a pas satisfait à son obligation, dès la date de la prise de fonction de l'agent, d'assurer son immatriculation à la caisse primaire de sécurité sociale ainsi qu'à l'institution de retraite complémentaire des agents non titulaires de l'Etat et des collectivités publiques (IRCANTEC) et de verser les cotisations correspondantes. La créance dont se prévaut l'agent ne se rattache pas à chaque année au titre de laquelle les cotisations de sécurité sociale sont dues mais à l'année au cours de laquelle le préjudice est connu dans toute son étendue, c'est-à-dire celle au cours de laquelle l'intéressé cesse son activité et fait valoir ses droits à la retraite.

60-04-03-02-01-03 La responsabilité pour faute de l'Etat est engagée à l'égard d'un agent public non titulaire, dès lors que l'Etat n'a pas satisfait à son obligation, dès la date de la prise de fonction de l'agent, d'assurer son immatriculation à la caisse primaire de sécurité sociale ainsi qu'à l'institution de retraite complémentaire des agents non titulaires de l'Etat et des collectivités publiques (IRCANTEC) et de verser les cotisations correspondantes. La créance dont se prévaut l'agent ne se rattache pas à chaque année au titre de laquelle les cotisations de sécurité sociale sont dues mais à l'année au cours de laquelle le préjudice est connu dans toute son étendue, c'est-à-dire celle au cours de laquelle l'intéressé cesse son activité et fait valoir ses droits à la retraite. »

6 mars (J – 25)
Grand jour : j'ai 65 ans !

Une idée m'est venue dans la nuit : pour le rendez-vous de demain, je vais préparer un tableau avec tous les versements effectués par les divers TGI par année, et je le donnerai   à IRCANTEC, ARRCO ou AGIRC.

7 mars (J – 24)
Les deux derniers, ARRCO et AGIRC sont tout à fait satisfaits ! Les feuilles de paie, les contrats, tout bien… Pour IRCANTEC, c'est une autre histoire : trop peu d'informations   : d'ailleurs à la suite du rendez-vous la personne responsable m'a écrit ce petit mot :

« La retraite complémentaire publique

Bonjour Madame,

Vous constatez l'absence, sur votre compte individuel retraite Ircantec, d'une période d'activité effectuée pour le compte du Ministère de la Justice au titre de l'exercice 1984 à 2016. Je vous informe que votre situation est le reflet des déclarations faites par votre employeur. Si vous constatez des erreurs ou des oublis, vous devez contacter l'employeur concerné afin qu'il régularise votre situation auprès de l'Ircantec. Je vous invite également à contacter la CARSAT au 3960. Je reste à votre disposition et vous souhaite une bonne journée. »

Une fois rentrée, j'ai vite adressé l'attestation Employeur à remplir aux services de la Préfecture ; en effet certaines années avaient bien été enregistrées mais pas toutes…

Il faut maintenant demander aux Douanes, et au Ministère de la Justice de remplir cette feuille … Comme le dit la responsable : ma situation est le « reflet » des déclarations faites par l'employeur, et non celles faites par l'employé !

8 mars (J – 23)

Ce matin, j'écris à « Claude » sur le site CHORUS (nouvelle plateforme en ligne pour l'enregistrement de toutes les missions du service public) :

DEMANDE DE RETRAITE On m'indique que l'Etat ne paie la cotisation sociale pour les traducteurs-interprètes qu'à partir de janvier 2016. Est-ce exact, ? Comment doit-on procéder pour les années antérieures ? J'ai été nommée "expert" en 1981 et le montant des rémunérations des tribunaux et de la Cour d'Appel est très important, mais l'IRCANTEC m'indique qu'aucun enregistrement n'a été fait pour moi. Dans le même temps la CIPAV n'a pas validé tous les trimestres, suite à ma demande de réduction de cotisation. Comment sortir de cette impasse ? Je vous joins le document IRCANTEC ainsi qu'un fichier reprenant l'ensemble des règlements effectués par le Trésor Public pour les mémoires "justice". Merci de toute votre attention.

Le fichier montre plus de 100 k € sur une trentaine d'années.

Une réponse en soirée !

Bonjour,
Vous avez sollicité le support Chorus Portail Pro. Cet incident est enregistré sous le no INC000000138216.

Nous nous efforçons de traiter votre demande dans les meilleurs délais et nous vous contacterons par mail.

Nous vous rappelons qu'en cliquant sur Documentation, dans la fenêtre de l'avatar Claude, vous pouvez trouver des aides en lignes.
Cordialement
Support Chorus Portail Pro

De : admin@finances.gouv.fr [mailto:admin@finances.gouv.fr]
Envoyé : mardi 8 mars 2016 12:29
À : aife support CPP
Objet : INC000000138216 - Chorus Portail Pro : Support

Bonjour,

Une nouvelle demande de support a été postée par l'utilisateur : -

9 mars (J – 22)

Pour que tout le monde soit au courant, j'écris vite un message sur mon espace personnel RETRAITES « sécurité sociale » :

« Bonjour Madame, J'ai fait un courrier auprès de la Chancellerie pour l'informer que je faisais une demande de retraite en leur soumettant les diverses interventions faites pendant environ trente ans, dont les montants totaux avoisinent plus de 100 k€. (réglés par le Trésor Public), alors que dans le même temps la Chancellerie n'a jamais effectué aucun enregistrement auprès de la sécurité sociale, ni auprès des organismes de retraite. J'ai fait aussi la démarche auprès de la Préfecture. Je peux si vous voulez vous adresser les fichiers établis. Meilleures salutations »

10 mars (J – 21)

De : xxx **De la part de** aife support CPP
Envoyé : mardi 8 mars 2016 18:00
À : 'xxx@wanadoo.fr'
Cc : aife support CPP
Objet : RE: INC000000138216 - Chorus Portail Pro : Support

Bonjour,

Vous avez sollicité nos services concernant votre retraite. Cette demande est enregistrée sous le n° INC000000138216. Le support Chorus est à votre disposition afin de répondre aux questions liées à l'utilisation du portail et de vous apporter des réponses en cas de problème technique, rencontré soit lors de la saisie de vos mémoires, soit lors de l'acheminement de vos mémoires vers les services chargés de les traiter. En revanche, nous ne sommes pas en mesure de vous apporter des éléments de réponse quant à votre retraite.

Par conséquent, nous vous invitons à contacter le service centralisateur dont vous dépendez, seul compétent pour vous renseigner à ce sujet. Vous trouverez en pièce jointe un mode opératoire pour retrouver les coordonnées de ce service. Merci par avance de nous indiquer si nous pouvons clôturer l'incident.

Cordialement, Support Chorus Portail Pro

Ils ne ferment pas la porte, mais tout juste….

11 mars (J – 20)

7h 30 du matin : j'envoie un message aux trois TGI où je travaille régulièrement :

Bonjour Madame,

Dans le cadre de ma prochaine demande de retraite, il faut que je fournisse l'attestation (I1010), correspondant aux périodes de travail effectuées dans le service public. N'ayant pas ce document, je vous serais très reconnaissante de bien vouloir retourner le formulaire joint dûment complété à IRCANTEC au titre de la période allant de 1988 à 2015, à l'adresse mail : ac-cli.activite@caissedesdepots.orange-business.com.

En vous remerciant,
Bien cordialement

Puis dans la journée, j'écris au Bureau de l'UNETICA, pour que les participants à la future réunion avec des interlocuteurs de la Chancellerie, puissent être au courant et poser les bonnes questions. On est resté bloqué sur ce changement de statut à compter de janvier 2016, mais n'est-ce pas là une manœuvre pour masquer les manquements du passé ? L'arbre qui cache la forêt ?

14 mars (J – 17)

Une réponse du TGI de XXX :

Madame,
Je n'ai ni la compétence ni les moyens de fournir cette attestation de travail correspondant aux périodes demandées.
Malheureusement, je ne sais pas qui pourrait être compétent pour répondre à votre demande.
Cordialement
xxx
Service centralisateur des frais de justice de XXX

15 mars (J – 16)

Je réponds de suite : « *Bonjour Madame,*

Merci de votre réponse qui fait suite à celle reçue du support CHORUS, qui m'avait recommandé de vous contacter.

J'ai déjà transmis tous les justificatifs pour IRCANTEC correspondant aux vacations dans l'Education Nationale, et il me manque certaines attestations "Justice".
Il faut seulement remplir le document que je vous ai adressé, et que je remets

en pièce jointe et le renvoyer à
ac-cli.activite@caissedesdepots.orange-business.com. Si vous souhaitez les justificatifs (convocations, règlements etc...), merci de me l'indiquer. Cela prendra un certain temps mais ce n'est pas insurmontable.

Je vous remercie »

La partie de ping-pong reprend !

« Madame,

Pour la justice, vous étiez collaborateur occasionnel, et vous n'avez pas effectué de vacations, nous n'avons pas cotisé pour vous auprès des organismes sociaux et nous ne pouvons donc pas faire une attestation de travail.

Il aurait été nécessaire que vous fassiez vos déclarations auprès des organismes sociaux durant toutes ses années en déclarant vos revenus.

Cordialement »

Maintenant c'est méchant mais plus langue de bois ! Si je n'ai pas une retraite convenable, c'est parce que je n'ai pas déclaré mes revenus !

16 mars (J – 15)

Ma réponse : *Bonjour Madame,*
Merci de votre réponse que je transmets aux organismes sociaux.
Cordialement

Maintenant c'est l'URSSAF qui m'envoie un message

pour que je m'enregistre « en ligne ». Pourtant j'ai bien reçu l'accusé de réception. Ils mélangent tout ?

23 mars (J – 8)

Pas grand-chose de nouveau. Une visite à l'URSSAF pour comprendre leur message : anomalie du système car mon dossier est bien enregistré, et il faut que j'attende le 31 mars pour recevoir mi-avril le certificat de radiation. La CIPAV me réclame le solde de mes cotisations : environ 3000 € à sortir avant de pouvoir recevoir une retraite... au mieux fin octobre ! Une réponse aussi du TGI XXX qui me considère comme COSP et donc n'ayant pas de droits pour une retraite !

26 mars (J – 5)

Hier la CARSAT (sécurité sociale régime général) m'a transmis le relevé de carrière définitif que j'ai aussitôt envoyé à la CIPAV : bien sûr il n-y-avait rien de plus que lors de ma visite en janvier. Sur le site, où j'avais posé quelques questions et indiqué les travaux auprès des TGI et Préfecture, tout a été brouillé, et le message est illisible ; j'ai voulu envoyer un rectificatif, mais impossible, on me répond en rouge : « *La question comporte des caractères invalides* ».

Circulez, et taisez-vous ! N'étant maintenant plus très sûre de la loyauté des employés CARSAT, j'envoie mon dossier, retraite anglaise, directement en Grande Bretagne.

30 mars (J – 1)

Pas grand-chose de nouveau : la Sécurité Sociale m'écrit maintenant de LYON, où mon dossier a été transféré. Mon courrier vers l'Angleterre est arrivé, comme l'indique la recherche « lettre suivie ».

31 mars (J)

Maintenant c'est l'URSSAF qui m'écrit pour fixer les cotisations à régler en fonction des revenus 2015. Tout est « dématérialisé », pour tous, quelque soient les revenus ! Rien sur MA retraite immédiate !

1er avril (J + 1)

Sur le site de la sécurité sociale il est inscrit : « **Pas de nouvelle estimation disponible.** » Et « Aucune estimation disponible ». Le site est bien fait. Mais mon message ne leur a pas plu : toujours brouillé et pas de réponse au dernier où je leur demandais pourquoi ce brouillage (?)

Les infos sur Internet :

Présentation de la société MADAME XXX

MADAME XXX, affaire personnelle profession libérale a été active durant 35 ans.
Située à XXXX elle était spécialisée dans le secteur d'activité de la traduction et interprétation.
Societe.com ne recense aucun établissement actif et aucun événement.
La société MADAME XXX a été fermée le 12 mars 2016.

En fait la date du 12 mars 2016, est celle de la dernière mise à jour. J'attends mon justificatif à la date du 31 mars 2016.

4 avril (J + 4)
Un coup de téléphone de la dame qui s'occupe de mon dossier sur Lyon (régime général). Elle souhaite savoir si je n'ai rien reçu d'autre pour le calcul de ma retraite dans ce régime. Malheureusement non : ni la Préfecture, ni les TGI, ni les Douanes, n'ont envoyé quoi que ce soit. Comme il faut bien mettre un terme à ma demande, nous en resterons là. Elle me fait bien comprendre que même si l'Etat français a décidé de régler en « salaires » certaines interventions dont celles des traducteurs interprètes, en les rattachant au régime général de la sécurité sociale, cela ne se fera pas avant 2017, donc ne pourra pas être comptabilisé pour des points retraite…pour moi. De son discours je comprends que le gouvernement essaie maintenant de ne pas « charger »la Sécurité Sociale. L'Etat cherche à diminuer le déficit, et ne pas avoir à régler des

retraites fait bien sûr partie du plan. Pour résumer : pas de cotisations versées, pas de retraites à payer : tout benef ! Et pourquoi encore ce déficit ?

5 avril (J + 5)

Ayant plusieurs missions d'interprétariat aujourd'hui, j'avise le Vice - Procureur d'XXX que je suis retraitée, et que la Justice n'a JAMAIS cotisé pour moi. Quelques remarques : manque d'équité, c'est un autre monde… et nous en restons là.

11 avril (J + 11)

Une petite réponse de l'Angleterre : *« thank you for sending the enclosed documents to us. We have taken a copy for our records, and will be dealing with your claim".* Il faut attendre.

Un courrier de la Sécurité Sociale demandant quels sont les organismes qui versent (déjà) ou qui verseront une pension. A ce jour aucun.

16 avril (J + 16)

Je réponds sur la plateforme : « Bonjour, Suite à votre courrier du 5 avril 2016, je n'ai pas encore reçu les estimations des caisses de retraite personnelles. (CIPAV + Grande Bretagne). Dans cette attente, veuillez agréer l'expression de mes meilleurs sentiments. »

La CIPAV m'a adressé ma « RADIATION »… j'avance.

1er mai (J + 30)

Ma démarche se « concrétise » : les Britanniques m'ont répondu et même ont versé un peu d'argent sur mon compte. Les premiers ! le résultat d'une année scolaire en 1971-1972 où j'étais assistante de français. Dans leur courrier, ils indiquent que j'ai droit à 9 € par semaine…. Pas mal.

Les autres caisses sont restées muettes jusqu'au 29 avril ; c'est la CIPAV qui me répond avec l'information : toute petite retraite avec 10 % en plus pour famille nombreuse. Par contre je comptais avoir 5 % pour carrière non interrompue, mais non : ils doivent se baser sur le nombre de trimestres. Un mois pour faire appel : je vais le faire.

Sinon les choses continuent comme avant : je ne travaille plus mais le RSI a continué son prélèvement mensuel. C'est le seul organisme que j'avais autorisé à un prélèvement mensuel.

Dans la semaine il faudra que je retourne à l'URSSAF qui n'a toujours pas envoyé de justificatif, et j'en ai absolument besoin pour diminuer les frais de connexion à Internet, de téléphone, mobile etc… et aussi d'assurance.

J'ai aussi pris un rendez-vous avec l'assistante sociale du secteur pour qu'elle m'aide à comprendre … n'ayant jamais eu de comptable, je ne sais pas quel doit être le montant versé par la Caisse de Régime Général en fonction de tous les versements effectués à l'URSSAF et au régime social des Indépendants.

4 mai (J + 34)

Message à IRCANTEC, j'avais oublié que je pouvais communiquer avec « lui » ! ai oublié de faire un copié collé mais en gros je lui dis que j'ai adressé les réponses des tribunaux d'XXX,et Cour d'Appel à « ac-cli.activite@caissedesdepots.orange-business.com ; que je n'ai pas pris contact ni avec les douanes ni avec les autres tribunaux.

J'adresse copie de toutes les réponses reçues par mail à la CARSAT, avec la capture d'écran de mon message (brouillé) sur mon espace Sécurité sociale : d'ailleurs le voici :

A l'attention de Mme PERNET Faut-il que je fasse une démarche auprès de RSI ou leur avez vous transmis les infos ? Merci

08/02/2016
0:11

Bonjour Madame,

Vous avez déposé une demande de retraite avec effet au 01/04/2016 auprès de notre organisme.

La copie de votre demande sera envoyée à la Caisse RSI lors de l'instruction de votre dossier. Pour le moment vous n'avez aucune démarche à faire auprès de ce régime.

Cordialement,

19/02/2015
9:50

Bonjour Madame, J'ai fait un courrier auprès de la Chancellerie pour l'informer que je faisais une demande de retraite en leur soumettant les diverses interventions faites pendant environ trente ans, dont les montants totaux avoisinent plus de 100 h◆◆

◆◆◆Y◆◆◆◆ ◆◆H ◆◆◆◆Y◆◆ �”X◆ X◆K ◆ ◆ ◆ ◆ H p◆YH [◆◆◆ H p◆YH [◆◆ H
[◆E[!◆YH ◆◆H [XZ]◆ Y◆◆X◆ p◆H [X◆[◆◆ [◆◆◆◆Y[◆◆ [◆◆◆Y[◆◆ ◆◆H
◆◆ H H ◆◆X◆!◆]0◆◆ H ◆◆◆◆X[K◆◆H]: ◆◆[◆◆◆Y◆◆◆ [◆Y◆◆◆]:
K◆ B◆◆◆ZH ◆Z]]? ◆◆H H O◆[X[◆◆◆◆ ◆◆◆◆ [◆◆◆H◆ H ◆7]◆Z]
◆◆K◆◆B◆◆◆H]^ ◆◆ ◆ ◆◆◆◆◆◆◆◆ H H ◆◆Y◆X◆◆◆
X◆\: B◆YZ[]◆◆◆◆ ◆◆ ◆ ◆◆◆◆◆◆◆◆Y◆◆◆◆◆◆ ◆◆X◆ Y◆◆◆◆]
◆L◆L◆◆B◆◆◆◆ ◆ [ ][◆KOW◆◆[◆◆◆]◆H◆◆ H H ◆◆[◆◆YH ◆
[YK B◆◆◆ZH ◆Z] [◆◆ ◆◆Y ◆◆◆◆] H◆U ◆N ◆◆◆◆◆◆◆[◆◆◆ XY ◆
◆◆◆Y◆◆ JYH ◆H ◆ZYZ◆Z\◆ [◆H [X[H H ◆j ◆Z] H[◆?]◆ ◆◆◆[Y]

03/2016
04

C'était le message suivant qui apparemment n'a pas plu :

« Bonjour Madame, J'ai fait un courrier auprès de la Chancellerie pour l'informer que je faisais une demande de retraite en leur soumettant les diverses interventions faites pendant environ trente ans, dont les montants totaux avoisinent plus de 100 k€. (réglés par le Trésor Public), alors que dans le même temps la Chancellerie n'a jamais effectué aucun enregistrement auprès de la sécurité sociale, ni auprès des organismes de retraite. Meilleures salutations »

Puis sur le coup de midi, un appel d'IRCANTEC d'ANGERS ! (danger ?) La personne que j'ai au téléphone a bien reçu les messages transférés, mais pour le moment ce n'est pas son affaire. Il faut d'abord que ce soit CICAS qui s'occupe de tout. Alors là j'atterris : CICAS, c'est l'organisme qui coiffe AGIRC et ARRCO, et ce n'est qu'après la vérification par CICAS qu'IRCANTEC intervient. Donc il faut transférer les réponses des tribunaux à CICAS. Pour ne pas tout mélanger, je refais mon courrier à Assurance Retraite Rhône Alpes en ne joignant que la lettre reçue de la CIPAV ! Je garde la capture d'écran, inutile de me les mettre à dos…

Une chose de sûr : le CICAS, l'ARRCO et l'AGIRC, et IRCANTEC ont tous eu la copie des interventions faites pour les tribunaux, les douanes et la préfecture, le 7 mars 2016 quand je suis allée au rendez-vous. J'écris donc à CICAS en lui joignant en copie les réponses des tribunaux et de la préfecture.

20 mai (J + 50)

Rien. Aucune nouvelle, aucun règlement quelconque.

25 mai (J + 55)

Rien.

J'essaie de communiquer via la plateforme www.lassuranceretraite.fr, mais il m'est toujours répondu en rouge : La question comporte des caractères invalides. Je change tous les sigles par un énoncé complet : rien : mon message ne peut être transféré.

28 mai (J + 58)

Rien

J'écris sur la plateforme CHORUS : « *J'ai demandé ma retraite de tous les régimes à compter du 31 mars 2016, et ne suis plus affiliée à l'URSSAF,*

Pour les missions de service public, je vous remercie de verser la somme correspondant à la rémunération, avec transmission aux organismes sociaux, conformément aux dispositions du décret n° 2015-1869 du 30 décembre 2015 relatif à l'affiliation au régime général de sécurité sociale des personnes participant de façon occasionnelle à des missions de service public. »

Je transmets la copie de l'attestation de radiation de l'URSSAF.

Hier j'ai enfin réussi à avoir un interlocuteur chez la RAM gérée par RSI, et ils m'ont dit qu'ils m'appelleraient lundi matin. Personne ne les avait encore avertis de ma demande de retraite, c'est pourquoi ils ont continué à prendre l'argent de mon compte chaque mois.

15 juin (J + 75)

Pas grand-chose.

Une réponse de la plateforme CHORUS, qui se « défile » :

« Le support Chorus est à votre disposition afin de répondre aux questions liées à l'utilisation du portail et de vous apporter des réponses en cas de problème technique, rencontré soit lors de la saisie de vos mémoires, soit lors de l'acheminement de vos mémoires vers les services chargés de les traiter.

En revanche, nous ne sommes pas en mesure de vous apporter des éléments de réponse quant au suivi et aux modalités de traitement de vos mémoires par les services de l'administration.

Par conséquent, nous vous invitons à contacter le service centralisateur dont vous dépendez, seul compétent pour vous renseigner à ce sujet.

Vous trouverez en pièce jointe un mode opératoire pour retrouver les coordonnées de ce service.

Pour qu'il puisse prendre en compte votre demande, nous vous invitons à lui indiquer votre identifiant de compte fournisseur, les numéros de mémoire ainsi que leur numéro de facture s'il y en a.

Cordialement,

Support Chorus Portail Pro

Retour à la case départ : quand j'ai demandé à la Régie d'un tribunal comment procéder, maintenant que je n'ai plus de SIRET, mon interlocutrice m'a dit : cela ne dépend pas de moi. C'est CHORUS qui s'occupe de tout. Voyez avec eux…. Une autre partie de ping pong !

Du côté de RSI, (la RAM des Professions Libérales) je cite, il faut tout retrouver : le chiffre d'affaires de 2015, de 2016, les cotisations sociales obligatoires versées au cours de l'année 2015, mais aussi 2016, et leur adresser. Heureusement que j'ai tout classé, car vraiment c'est insupportable !

Restons zen, début juin j'ai quand même reçu ma retraite de la Grande Bretagne, et aussi celle de la CIPAV. Les deux mises bout à bout font un total de 339,72 € ! Dur dur…rien des autres Ircantec, Carsat, Arrco, Agirc !

En fait jusqu'à présent, c'est la Grande Bretagne qui reste la plus correcte : pour un an de travail chez eux, comparativement, c'est elle qui donne le plus.

Le plus scandaleux, c'est la CIPAV : avant 2003, ils faisaient comme ils voulaient : je travaillais avec un revenu qui me convenait, et qui permettait de demander une réduction des cotisations vieillesse et invalidité. C'était bien mais il y avait un revers de la médaille : pour toute demande de réduction de cotisation, on te sucre les trimestres. Comme ça ils sont tranquilles, tu es obligé de travailler jusqu'à 65 ans pour obtenir la retraite « à taux plein ». Donc au lieu de 140 trimestres TRAVAILLES, ils m'en donnent que 76 ! alors que j'ai reçu des courriers attestant de 35 années d'affiliation à la CIPAV sans aucun souci.

Depuis la loi de 2003, j'ai eu tous mes trimestres, mais cela ne change rien à leur politique, car maintenant ils te « sucrent » les points en fonction des demandes de réduction de cotisation ! Et comme la CIPAV s'occupe de tous les RSI (régime social des Indépendants), ils font bien comme ils veulent et d'après les échos qu'on en a, c'est pas le Pérou !

Dans le dernier courrier reçu de RSI, ils me demandent si j'ai repris une activité indépendante. Non je ne préfère pas ! A partir de maintenant, c'est avec un salaire sinon je ne travaille pas. C'est quand même un monde : pour tous les travaux de maison, jardin, bricolage, nous réglons toujours l'intervenant avec en plus les charges directement en ligne. Cela serait aussi simple, surtout avec la plateforme CHORUS, de faire de même pour tous les interprétariats, traductions…

20 juin (J + 80)

Rien ! Parfois quand j'arrive trop tard pour répondre au téléphone, je m'imagine que c'est un responsable de la RAM ou RSI, ou CARSAT etc.… et que sans réponse de ma part, le dossier est remis à huitaine ! En tout cas je ne sais pas où ils en sont avec mon dossier, eux non plus d'ailleurs… Pour résumer je reçois donc ma retraite CIPAV et ma retraite Grande Bretagne.

Sans réponse rapide des autres IRCANTEC, CARSAT, etc… je vais arrêter mon petit journal.

Je téléphone à la CIPAV, dès fois qu'ils auraient fait une erreur, et leur indique que j'ai cotisé pendant 35 ans et que j'ai peut-être droit à la majoration de 5 % pour carrière non interrompue… ils m'ont bien calculé 10 % de plus pour avoir élevé trois enfants. Mais pour la carrière, non je me trompe car c'est seulement si on poursuit son activité au-delà de 65 ans, pendant un minimum de quatre trimestres. Bien sûr ça on l'apprend trop tard, mais de toute façon je ne pense pas que j'aurais continué vu la **TRES TRES** faible retraite qu'ils osent verser : je n'atteins pas 300 € par mois après 35 années de travail !

23 juin (J + 83)

Un petit coup de fil à l'assurance retraite (régime général) : on m'indique que mon dossier est maintenant au contrôle, et que tout devrait aller très vite : j'ai d'ailleurs eu confirmation en me rendant sur le site www.lassuranceretraite.fr : trois étapes ont été validées en vert, et il n'en reste que deux non encore visées.

Dans le même temps l'URSSAF m'envoie des papiers à remplir (avant début septembre 2016), concernant mes revenus 2015 et 2016 ; même si cela a déjà été fait pour la déclaration des revenus, il faut le refaire, afin de fixer les cotisations URSSAF.

24 juin (J + 84)

Le Brexit : ma retraite anglaise va baisser ! Oh là là !

Et le régime général qui n'avance pas dans le calcul :

Vérification de votre dossier

Votre demande de retraite est en cours de vérification par un conseiller depuis le   28/05/2016 .

27 juin (J + 87)

Comme mon dossier est toujours en attente, je fais un tour sur le site de l'URSSAF et découvre ceci :

"Les collaborateurs occasionnels du service public

25/01/2016

Les collaborateurs occasionnels du service public sont des personnes qui contribuent à l'exécution d'une mission de service public à caractère administratif pour le compte d'une personne publique ou privée, lorsque cette activité revêt un caractère occasionnel.

Au titre de cette activité occasionnelle, ils perçoivent une rémunération fixée par des dispositions législatives ou réglementaires ou par décision de justice.

Les collaborateurs occasionnels sont affiliés au régime général de la Sécurité sociale par détermination de la loi.

Leurs rémunérations sont soumises à cotisations de Sécurité sociale dès le 1er euro.

Jusqu'au 31 décembre 2015, un abattement de 20 % était appliqué sur certains taux de cotisations patronales.

Au 1er janvier 2016, cet abattement est supprimé.

Les cotisations sont calculées sur les rémunérations versées mensuellement ou pour chaque acte ou par mission, ou le cas échéant par nombre de personnes suivies annuellement.

C'est l'organisme pour le compte duquel est effectuée la mission de service public qui est chargé du versement des cotisations et contributions sociales à l'Urssaf ou à la CGSS.

Des modalités dérogatoires sont prévues lorsque la participation à la mission de service public constitue un prolongement de l'activité salariée. Si le collaborateur occasionnel exerce par ailleurs une activité artisanale, commerciale, industrielle ou libérale, les revenus tirés de sa participation à la mission de service public pourra, dans certains cas, être rattachés aux revenus non-salariés."

Suite aux réponses négatives des dames de la Régie de trois tribunaux, je leur écris donc en leur transmettant la page.

Bonjour Madame,
Je vous fais parvenir le "copié-collé" du site de l'URSSAF qui indique que les cotisations sociales sont à la charge du donneur d'ouvrage.

Merci de prendre en compte pour ma demande.
Meilleures salutations

Attendons …

Je reçois une réponse de la Régie du tribunal de XXX   le jour même :

Madame,

J'ai le regret de vous dire que le ministère de la justice n'a jamais cotisé pour les prestations que vous avez effectuées.

Cordialement

Mais ça on le savait… que faut-il faire ?

Rien des deux autres Régies

1er juillet (J + 31)

Sans beaucoup d'espoir je demande à la SFT (Société Française des Traducteurs) s'il existe un « collectif » qui attendrait aussi une retraite du service public.… Pas de réponse.

Par contre au niveau du régime général, ça bouge : sur le site, plus d'accès ou plutôt un accès direct sur la case « retraitée » sans aucune autre indication, mais un certain montant devrait être versé à partir du 8 ou 9 juillet.

2 juillet (J + 32)

Un courrier de l'Assurance Retraite Rhône Alpes me parvient et   confirme qu'une « retraite personnelle est attribuée à titre provisoire ». Ainsi cela devrait « tomber » ce mois-ci.

Par contre il leur manque encore des éléments : de la part de la CIPAV et de la Caisse de Retraite du Royaume Uni : « la validation définitive de votre carrière auprès de ces caisses ».   J'ai déjà envoyé la « radiation », mais maintenant c'est une « validation » qui leur faut !

Quel suspense ! J'attends de voir le montant !

23 juillet (J + 53)

Presque tout est arrivé ! la retraite régime général, (une broutille !) – est-ce provisoire ? - plus une somme versée de la part d'Arrco au titre de la retraite complémentaire. Malheureusement il semble que ce soit un capital unique, et que je ne devrais rien avoir de plus les autres années.

Pas de nouvelles d'Ircantec ! (retraite complémentaire des agents de l'Etat).

Je n'ai pas reçu non plus la « validation définitive de carrière » auprès de la CIPAV et de la Caisse du Royaume Uni. Ce papier doit-il changer quelque chose pour mes droits ? A qui poser la question ?

En revanche je reçois une réponse de la SFT :

« Bonjour Madame,
Comme vous le savez, puisque vous dépendez de la Cipav pour votre activité professionnelle de traductrice-interprète, vous avez inclus vos honoraires d'expert dans votre chiffre d'affaires global et avez donc payé vous-même vos cotisations sociales et de retraite, en tant que profession libérale.
Le fait que le Ministère de la justice vient effectivement, par décret du 30/12/2015, de prendre en charge les cotisations sociales des experts pour l'année 2016 et probablement 2017, n'a apparemment pas d'effet rétroactif.
A notre connaissance, aucune action de la part d'associations de traducteurs-interprètes n'est envisagée dans ce sens, car la mise en place de cette nouvelle procédure n'est toujours pas très clairement définie.
Cordialement,
La commission Experts de la SFT

Voilà qui est clair.

25 juillet (J + 55)

Tout arrive et j'ai maintenant une réponse d'Ircantec : vu le faible nombre de points (payables) je n'ai droit qu'à un seul versement par an ! Ils n'ont dû considérer que l'activité d'enseignante et rien pour les missions d'expert.

J'arrive au bout de mes démarches … pour une retraite de misère , payée par la caisse de Grande Bretagne, la CIPAV, l'assurance Retraite Rhône Alpes, l'Arrco, et Ircantec., c'est en quatre mois que tout est fait, et ce délai me semble raisonnable.

La difficulté pour les travailleurs indépendants vient du fait qu'on a plusieurs interlocuteurs présentés par un sigle, et qu'on ignore leur rôle. Afin de clarifier un peut tout ça, voici un petit glossaire :

ACOSS : Agence Centrale des Organismes de Sécurité Sociale

AGIRC : Association Générale des Institutions de Retraite des Cadres

ARRCO : Association pour le Régime de Retraite Complémentaire des Salariés

CARSAT : Caisse Assurance Retraite et de la Santé au Travail

CICAS : Centre d'Information et de Coordination de l'Action Sociale

CIPAV : Caisse Interprofessionnelle de Prévoyance et Assurance Vieillesse

IRCANTEC ; Institution de Retraite Complémentaire des Agents non Titulaires de l'Etat et des Collectivités Publiques

RAM : Réunion des Assureurs Maladie

RSI : Régime Social des Indépendants

URSSAF : Union de Recouvrement des cotisations de Sécurité Sociale et d'Allocations Familiales

Et au milieu HUMAMIS qui est le groupe paritaire de protection sociale et qui patronne l'AGIRC et l'ARRCO.

Pourquoi un si grand nombre d'organismes et pourquoi laissent ils certains employeurs déroger totalement aux lois sociales ?

Et pourquoi ce sont ceux auxquels on ne penserait jamais ?

Arrivée au bout d'une carrière durant laquelle aucune cotisation n'a été versée par les divers ministères, alors que maintenant ils en parlent : « *Les cotisations patronales et salariales pour les 9 premiers mois seront versées à l'ACOSS ainsi qu'à l'IRCANTEC par le ministère de la justice courant du dernier trimestre 2016. Celles relatives au dernier trimestre seront versées en début d'année 2017*», j'ai eu envie de parler de tout ça dans ce petit journal et faire part de cette injustice.

Certes la somme réglée par la Sécurité Sociale Rhône Alpes est « provisoire », mais je crains qu'elle ne reste définitive ou plus exactement elle restera définitivement provisoire, laissant toujours une porte de sortie « votre dossier est en cours de contrôle ».

Pause.

Le 25 juillet 2016

Edition : Edition : BoD - Books on Demand
12/14 rond-point des Champs Elysées, 75008 Paris
Impression : Books on Demand GmbH, Norderstedt, Allemagne
ISBN : 9782322077533
Dépôt légal : juillet 2016